DIETA SIRT

La dieta per attivare il gene magro. Migliora il tuo metabolismo e brucia i grassi addominali con la Dieta Sirt. Incluso un piano alimentare e deliziose ricette

(Alimentazione e Salute)

Francesco Radaelli

tuo dottore, avvocato, consulente finanziario o altri professionisti del genere) prima di usare qualsiasi rimedio, tecnica e/o informazione suggerita in questo libro.

Usando i contenuti e le informazioni in questo libro, accetti di ritenere l'Autore libero da qualsiasi danno, costo e spesa, incluse le spese legali che potrebbero risultare dall'applicazione di una qualsiasi delle informazioni contenute in questo libro. Questa avvertenza si applica a qualsiasi perdita, danno o lesione causata dall'applicazione dei contenuti di questo libro, direttamente o indirettamente, in violazione di un contratto, per torto, negligenza, lesioni personali, intenti criminali o sotto qualsiasi altra circostanza.

Concordi di accettare tutti i rischi derivati dall'uso delle informazioni presentate in questo libro.

Accetti che, continuando a leggere questo libro, quando appropriato e/o necessario, consulterai un professionista (inclusi, ma non limitati a, il tuo dottore, avvocato, consulente finanziario o altri professionisti del genere) prima di usare i rimedi, le tecniche o le informazioni suggeriti in questo libro.

Indice

Introduzione

Una dieta che include il vino rosso e il cioccolato?

Sicuramente avrai sentito parlare della dieta Sirt e ti sarai chiesto se funziona davvero. È una dieta molto popolare tra le celebrità in Europa ed è ben conosciuta proprio perché permette di mangiare il cioccolato e bere vino rosso.

Ma è molto più di questo. Non è solo una dieta lampo, una moda passeggera, ma anzi ti aiuta a perdere peso e anche ad evitare alcune malattie.

Tuttavia, presenta anche alcune problematiche, che devi tenere ben presenti.

In questo libro parleremo in dettaglio della dieta Sirt, e di cosa significa. Sarai in grado di imparare i pro e i contro e tutto ciò che comporta. Se sei veramente interessato e vuoi saperne di più, allora dovresti davvero continuare a leggere questo libro. La dieta Sirt è estremamente interessante, siamo sicuri che ti piacerà, e alla fine della lettura avrai un'idea più precisa di cosa sia e di cosa puoi farci, oltre che di tutti gli elementi da prendere in considerazione.

Capitolo 1: Linee guida generali sulla dieta Sirt

Quindi, cos'è questa dieta Sirt?

Parliamo della dieta che include i cosiddetti "cibi Sirt", la chiave segreta per perdere peso e attivare il gene della magrezza, del quale tratteremo in seguito.

Tuttavia, molte persone non sono sicure del fatto che funzioni davvero. Sembra un termine straniero, sconosciuto, non molto rassicurante. Ma c'è un motivo ben preciso per cui si chiama così.

Questi cibi contengono le Sirtuine, di cui parleremo tra poco, in particolare tratteremo cosa sono e perché sono importanti.

Sirtuine: la causa principale della perdita di peso

La prima cosa che ti chiederai è: cosa diavolo sono le Sirtuine? Perché sono così importanti?

Le Sirtuine sono un gruppo di proteine conosciute perché regolano la salute delle cellule e perché sono parte del processo di omeostasi, quindi mantengono tutto in perfetto equilibrio.

Queste Sirtuine aiutano a regolare la salute cellulare nel corpo, inclusa la perdita di massa grassa e la perdita di peso in generale.

Ritorneremo su questo argomento in un secondo momento ma, in generale, possiamo dirti che i cibi che mangerai seguendo questa dieta ti aiuteranno a controllare il tuo metabolismo, a definire il tono muscolare e persino a bruciare i grassi.

Le origini del "cibo Sirt"

Da dove ha origine tutto questo? Dobbiamo tornare indietro al 2016.

La dieta Sirt all'inizio era abbastanza sconosciuta, non vi veniva data grande attenzione. Questo fino a che Adele non iniziò a pubblicare delle sue nuove foto che la ritraevano. Sicuramente vi ricorderete di Adele, la cantante che cantava quelle tristi canzoni sul perdere la persona amata. Ora è lei ad aver perso qualcosa, anche se di diverso: quel grasso fonte di tanti problemi, arrivando a perdere oltre 30 kg.

Perciò la dieta Sirt l'ha aiutata? Puoi giurarci. Molte star e celebrità l'hanno seguita e sono testimoni del successo a lungo termine che questa dieta garantisce.

Sembra davvero perfetta, e sono in tanti a giurarlo. Personaggi come Lorraine Pascale e Jodie Kidd ne sono anche convinte, infatti è una dieta molto popolare tra le celebrità.

Ma non sarà forse troppo perfetta per essere vera? Molte persone lo pensano.

Le linee generali

È una dieta molto semplice da seguire, infatti basta mangiare alcuni tipi di cibi che faranno attivare il gene della magrezza. Sembra anche fin troppo facile, ma, secondo logica, mangiare questi cibi fa attivare le Sirtuine, ne aumenta con il tempo il loro numero e aiuta a velocizzare il metabolismo.

La dieta si basa esclusivamente su questi alimenti, riduce di conseguenza il numero di calorie nel corpo, ma fa aumentare al contempo il numero di Sirtuine.

Ci sono piani alimentari e varie ricette che puoi seguire, oltre che molti altri fattori da tenere in considerazione durante la dieta. La ragione principale dietro la sua popolarità è che permette di perdere peso in tempi brevi mantenendo il tono muscolare, pur proteggendoti dalla fatica cronica.

Uno dei suoi punti fondamentali è il succo verde. Ne parleremo in uno dei prossimi capitoli, ma sostanzialmente possiamo dire che mangiare questi cibi, bere questo succo verde, e intanto ridurre il numero di calorie, ti aiuterà a creare una dieta regolare e che funzioni bene in base alle tue esigenze.

Anche se alcune persone decidono di diminuire il numero di calorie, secondo quanto affermano gli autori, non è necessariamente obbligatorio farlo, e non dovete neanche sottoporvi ad un regime di esercizi troppo rigido. Perciò non dovete seguirne tutte le fasi se non avete voglia di farlo.

Alcune persone ritengono anche che sia molto costosa, per via di alcuni degli alimenti presenti al suo interno. C'è da dire, però, che ha una durata abbastanza breve. Poi presenta alcuni ottimi ingredienti, come il cioccolato fondente.

Anche se alcuni affermano che è solo una dieta di moda e per persone schizzinose, sicuramente è meno pesante da seguire rispetto a molte altre in circolazione, in particolare quando si parla di cosa si può e non si può mangiare.

Provala, e vedi se funziona anche per te. È considerata una delle diete più salutari perché molto simile alla dieta Mediterranea.

In cosa è diversa dalla dieta chetogenica?

La dieta keto è probabilmente una delle più famose, e quindi ti starai chiedendo in cosa sono diverse.

Lo scopo della dieta Sirt è mangiare cibo che presenti alte dose di Sirtuine. La dieta chetogenica, invece, agisce assumendo grassi sani e al contempo eliminando i carboidrati. Quindi l'approccio della keto è grassi-carboidrati, mentre quello della Sirt è focalizzato sull'incorporare nella dieta quotidiana cibi specifici.

La keto agisce facendo sviluppare il processo di chetosi, così che il corpo utilizzi i grassi come fonte di energia e non i carboidrati. Chiaramente la perdita di peso è più veloce, e ci sono anche tanti altri benefici dal momento che riduce le infiammazioni, diminuisce il senso di fame e stabilizza i livelli di zucchero nel sangue. Tuttavia, prevede pochissima frutta e verdura, a differenza della dieta Sirt.

Questa dieta, infatti, si concentra molto di più sulle verdure, sui cereali integrali e sui frutti di bosco. Rispetto alla keto, questo significa assumere più carboidrati e più zuccheri di origine naturale.

Con la dieta Sirt non arriverai al processo di chetosi ma riuscirai comunque a perdere peso nella maggior parte dei casi.

Non è sicuramente una brutta dieta, ma ci sono degli elementi che devi tenere a mente.

Funziona davvero?

Certo, ci sono dei benefici nel seguire una dieta Sirt piuttosto che una keto.

Innanzitutto, si concentra molto di più sull'utilizzo di frutta e verdura nella perdita di peso. Sono ottimi perché contengono vitamine e sali minerali, oltre che fibre e antiossidanti, ma non presentano alti livelli di calorie.

Questa dieta include numerosi alimenti ricchi di antiossidanti, che aiutano a mantenere in salute non solo le cellule fondamentali per il cuore, ma anche quelle degli occhi, della pelle, del fegato, e persino quelle del cervello.

Questa dieta include anche grassi salutari, come quelli delle noccioline e dell'olio di oliva, che rendono i piatti non solo più soddisfacenti ma aiutano anche a mantenere sani cuore, cervello e molte altre parti del corpo.

Lo stesso discorso si può fare per gli antiossidanti. Il tè verde, il caffè e il vino rosso sono esempi di bevande che rientrano in questa categoria, ed infatti sono bevute regolarmente da quelle considerate tra le persone più sane sulla Terra. Non solo forniscono antiossidanti, ma anche altri protettivi quali la teobromina e la EGCG per migliorare il sistema cardiovascolare, il metabolismo, e persino la salute mentale. Gli antiossidanti sono un toccasana, dovresti sempre fare in modo che siano presenti nella tua dieta quotidiana.

La dieta Sirt è anche un'opzione che prevede meno carne. Se vuoi includere un po' di carne nei tuoi pasti, ma comunque seguire la dieta Sirt, scoprirai che molti dei suoi alimenti sono altamente proteici. Non è presente la carne rossa, che potrebbe causare problemi di salute in alcune persone, ma la dieta è pensata per aiutarti a ridurre la tua impronta ecologica pur aumentando il quantitativo di fibre. Sicuramente è un'ottima scelta se stai cercando di mangiare meno carne e vuoi provare un'alternativa alle altre diete sul mercato.

Capitolo 2: Attivare il gene della magrezza

Cos'è questo gene della magrezza? La dieta Sirt fa affidamento su questo, lo scopo della dieta proprio di farlo attivare. Alcuni studi affermano che può avere quasi lo stesso effetto dell'andare in palestra.

Qual è la scienza dietro questo gene? Perché aiuta a perdere peso? Parleremo di seguito di come funziona, se è un gene che puoi sfruttare anche tu, e se davvero può aiutare a cambiare la situazione.

La dieta Sirt funziona grazie a questo gene, ma è anche molto di più. Continua a leggere per scoprirlo.

Cos'è il gene della magrezza?

Il termine tecnico per questo gene è Sirtuine, un gruppo di proteine che sono una parte importante della nostra salute cellulare.

Giocano un ruolo fondamentale nell'omeostasi, che regola tutti i diversi aspetti del corpo per mantenerlo in equilibrio.

Le Sirtuine funzionano solo quando hai l'NAD+, la nicotinammide adenina dinucleotide, che è un coenzima che trovi in tutte le tue cellule.

Se mangi questi cibi ricchi di Sirtuine, sarai in grado di migliorare il processo di omeostasi.

Come funziona? Immagina che il tuo corpo sia un ufficio.

In ufficio, ci sono un sacco di persone diverse che lavorano su compiti diversi, ognuna delle quali ha un solo obiettivo:

essere redditizi e raggiungere l'obiettivo generale dell'azienda nel modo più efficiente possibile.

All'interno delle cellule succede la stessa cosa, ci sono un sacco di cellule che lavorano insieme per svolgere i loro compiti con un solo obiettivo finale: restare in salute e funzionare il più a lungo possibile.

Ma a volte le priorità in un'azienda cambiano, a causa di motivi sia esterni che interni, e questo è ovviamente simile a ciò che succede nelle cellule. Devi gestire l'ufficio, regolare ciò che viene fatto e ciò che viene messo nel dimenticatoio, cosa fare e quando dovresti cambiare la tua tabella di marcia.

In ufficio, tutto questo lo fa il CEO. A livello cellulare, sono le Sirtuine a farlo per aiutarti a mantenerti il più sano possibile.

Funzionano solo con quel coenzima presente nelle cellule.

Che cos'è l'NAD+? È un elemento vitale del metabolismo e di tutti i processi biologici nel corpo. L'NAD+ è fondamentalmente il denaro che paga lo stipendio di tutti in azienda, e ovviamente paga anche per le spese generali e lo spazio che usi in ufficio. Il corpo e tutto ciò che contiene non funzionerà senza l'NAD+.

Lo abbiamo già nei nostri corpi, ma il problema è che, quando invecchiamo, anche le sue capacità iniziano a cambiare, così come cambiano le capacità delle Sirtuine all'interno del corpo. Come con qualsiasi altra cosa che riguarda il corpo umano, non è così semplice, e parte del motivo per cui le Sirtuine sono importanti è perché gestiscono così tanti aspetti della vita delle cellule.

Come fanno ad essere proteine?

Per coloro che non ne conoscono il funzionamento, è importante capire che le Sirtuine sono diverse dalle proteine che sei abituato a conoscere.

Sono un tipo di molecola. Sì, ci sono molecole nel tuo corpo che si chiamano proteine e lavorano con le altre cellule svolgendo una serie di azioni e funzioni diverse.

Il modo migliore per capire le proteine è vederle come dipartimenti all'interno dell'azienda, ognuno dei quali ha una funzione specifica che consente anche di coordinarsi con gli altri dipartimenti al fine di ottenere un'azienda migliore, più efficiente.

Un esempio di proteine è ovviamente l'emoglobina, che è responsabile del passaggio dell'ossigeno nel sangue. C'è anche la mioglobina, che è una controparte dell'emoglobina, e fanno tutte parte della famiglia delle globine.

Il tuo corpo contiene molte diverse famiglie di proteine. In effetti, ce ne sono oltre 60.000 tipi diversi, e questo ovviamente significa che ci sono molti dipartimenti che se ne occupano. Le Sirtuine sono fondamentalmente una di quei dipartimenti. Esistono sette tipi di Sirtuine all'interno del corpo, il che ovviamente significa 7 diverse controparti.

Di queste all'interno della cellula, tre fanno parte dei mitocondri, tre fanno parte del nucleo e uno funziona all'interno del citoplasma. Ognuno di queste svolge una varietà di ruoli diversi.

Probabilmente il più notevole dei processi che le Sirtuine compiono è rimuovere i gruppi acetilici dalle altre proteine. I gruppi acetilici controllano vari tipi di reazioni, sono il segno di riconoscimento fisico che si trova sulle proteine e che altre proteine riconosceranno quando interagiscono con loro. Corrisponde in pratica alla disponibilità di quel processo all'interno delle Sirtuine e delle proteine del corpo.

Ad esempio, se si presentano delle proteine disponibili all'interno delle Sirtuine, allora possono funzionare per far sì che tutto vada al meglio, proprio come il CEO lavora con ogni capo dipartimento al fine di fare andare tutta l'azienda avanti.

Il processo deacetilazione aiuta anche a rimuovere alcune delle proteine biologiche che non dovrebbero esserci, e che potrebbero creare problemi all'interno del corpo. Questo processo può aiutare anche a sbarazzarsi della cromatina attorcigliata o di qualsiasi altro potenziale danno o pericolo. Quando gli istoni vengono deacilati, la cromatina viene chiusa e quindi bloccherà l'espressione genica; possono anche prevenire le mutazioni delle cellule all'interno del corpo.

Le Sirtuine sono ancora una tipologia di proteine scoperta molto di recente all'interno del corpo. Non sappiamo tutto su di loro, ma possono essere molto utili per comprendere le cellule e il loro funzionamento.

Molto di più della semplice perdita di peso

Uno dei principali vantaggi dei Sirtuine è ovviamente la perdita di peso.

Ma possono anche aiutare con le proteine, specialmente in caso di invecchiamento sano. Possono regolare il processo cellulare all'interno del corpo.

Alcuni credono che abbiano un ruolo nei percorsi metabolici, ma la cosa importante da capire è che le Sirtuine influenzano molto altro. L'invecchiamento è uno di questi processi, poiché molti degli alimenti ne contengono e possono aiutare a prevenire un'espressione genica impropria. Aiutano anche con la trascrizione, che è un processo cellulare vitale. Possono aumentare la resistenza allo stress e, naturalmente, migliorare l'efficienza energetica. Sono utili a sentirsi più vigili in caso di ipoglicemia.

Le Sirtuine ti aiutano a comprendere meglio cosa succede all'interno del tuo organismo e, anche se sono un elemento scoperto da poco, gli studiosi sono già abbastanza consapevoli del fatto che offrono molti benefici.

Possono anche aiutarti a controllare l'omeostasi, l'equilibrio lipidico e il metabolismo del glucosio, insieme alle variazioni dei livelli di energia fisiologica. Ti aiuteranno a controllare la tua energia a livello generale.

È stata data una grande importanza alle Sirtuine negli studi poiché una ricerca ha affermato che prolungherebbero la durata della vita delle persone, dal momento che classificano gli attivatori della giovinezza e, naturalmente, l'attivatore delle Sirtuine.

Le Sirtuine si trovano nei polifenoli dei cibi, tra cui arachidi e uva, e questo è ovviamente da dove proviene la scusa per consumare vino rosso. È anche in parte il motivo per cui molte culture propongono effettivamente di bere vino anche durante la cena.

Anche se non sono completamente trasferibili agli esseri umani, è stato dimostrato che sono elementi fondamentali per la sopravvivenza di diversi vermi, lieviti, mosche e persino topi, e un paio di queste Sirtuine possono effettivamente aiutare lo svolgimento delle funzioni dei mitocondri, che sono il motore della cellula.

Alcuni hanno scoperto che possono aiutare con le condizioni legate al metabolismo, tra cui diabete e obesità, ma anche con le malattie neurodegenerative. Naturalmente, ci sono ancora ulteriori ricerche che dovrebbero essere fatte prima di poter ottenere un elenco completo sulla funzione di attivazione di ciascuna Sirtuine. Ma, leggendo, puoi ben notare che svolgono un ruolo critico nel mantenimento della cellula e nei suoi aspetti metabolici.

Cosa le rende diverse

Queste proteine sono ovviamente distinte in base a come differenziano i tessuti, come sono collocate rispetto alle altre cellule e in base all'attività dell'enzima insieme al relativo bersaglio. Ne esistono anche classi diverse, e ciò ovviamente può portare ad una vasta gamma di proteine bersaglio all'interno del corpo.

Questi Sirtuine rientrano in diverse classificazioni, ognuna delle quali ha una funzione distinta. Le esamineremo qui di seguito, vedendo anche come ciascuna di queste è utile al corpo.

La Sirtuine per eccellenza è SIRT1, che è ovviamente fondamentale per abbassare le calorie, può aiutare con le condizioni legate all'età e a mantenere l'omeostasi. Questa è spesso repressa tuttavia, dal momento che lo zucchero in eccesso può renderla inattiva. Anche le diete ricche di grassi non lo presentano, dal momento che in molti casi può prevenire l'adipogenesi.

Questa ovviamente può comportare problemi con la regolazione dell'espressione genica dei mitocondri. È usata per favorire l'acetilazione nella trascrizione delle proteine, che coinvolge anche i lipidi essenziali e il metabolismo del glucosio. Gestisce anche la risposta allo stress e la sua regolamentazione.

SIRT2 ha un ruolo nella deacetilazione delle diverse catene al fine di aiutare con l'omeostasi.

SIRT3 è una delle principali deacetilasi nei mitocondri, ed è sempre presente. Svolge un ruolo molto importante nell'omeostasi metabolica, poiché può aiutare a ridurre l'obesità e può aumentare l'immunità legata all'esposizione al freddo anche durante il digiuno.

SIRT4 è una proteina che inibisce le funzioni e blocca la secrezione di aminoacidi, e ossida i miociti negli acidi grassi. Riesce a rompere gli acidi grassi all'interno del corpo.

SIR5 è la proteine che disacetilizza e attiva la disintossicazione da ammoniaca che si verifica nel ciclo dell'urea durante il digiuno.

SIRT6 è un elemento importante dal momento che aiuta a conservare e rigenerare il DNA all'interno del corpo e rinforza anche il metabolismo e l'invecchiamento. Riduce il peso corporeo, normalizza il processo di invecchiamento e aiuta a ridurre l'obesità poiché influisce sull'aumento dell'insulina e sull'assorbimento adiposo di questa.

In questo momento, SIRT7 è ancora oggetto di studio e si suppone che stimoli la trascrizione dell'RNA, un substrato proteico non ancora chiaro.

Sono molte informazioni, ma ci dimostrano che le Sirtuine sono una parte importante del controllo del benessere cellulare e che il tuo corpo ne ha bisogno per funzionare.

Ora che ne sai un po' di più, puoi ben capire perché alcune persone usano la dieta Sirt e perché può essere considerata una delle diete migliori da seguire. Il gene della magrezza, anche se non completamente dimostrato, gioca un ruolo importante nella perdita di peso, e seguendo la dieta Sirt potrai usufruirne in prima persona.

Capitolo 3: Quanto è efficace?

La grande domanda che circonda la dieta Sirt riguarda ovviamente l'efficacia.

Quando segui una dieta Sirt, noterai subito che l'autore della dieta fa delle affermazioni molto audaci. Dice che sovraccaricherà la perdita di peso e, da qui, accenderà il "gene della magrezza" per aiutare a prevenire le malattie.

Tutto questo suona grandioso, e, avendo visto Adele in seguito alla rapida perdita di peso, potresti chiederti se questa dieta è giusta anche per te. Sembra tutto così perfetto! il problema, tuttavia, è che non ci sono molte prove a sostegno di tutto ciò.

Attualmente, non ci sono prove convincenti che questa dieta sia più vantaggiosa per una rapida perdita di peso rispetto a qualsiasi altra dieta che abbia poche calorie o che limiti in qualche modo l'apporto calorico.

E mentre questi alimenti possono essere salutari in termini di proprietà, non ci sono studi a lungo termine che dimostrano che mangiarli comporti benefici tangibili per la salute e la perdita di peso. Questo non vuol dire che questi alimenti siano cattivi o altro, ma che ci sono alcuni pro e contro che dovrebbero assolutamente essere presi in considerazione.

È stato condotto uno studio che ha coinvolto gli autori e 39 partecipanti, svolto presso il loro centro sanitario. Ma questo studio non è stato di fatto pubblicato su nessuna rivista. Per una settimana, il gruppo di persone ha seguito questa dieta con esercizi fisici quotidiani. In media, le persone hanno perso circa 7 chili e guadagnato un po'di massa muscolare. Certo, non è sorprendente.

Questo perché la restrizione calorica è piuttosto rilevante.

Comprende solo circa 1000 calorie e quindi, naturalmente, svolgere dell'esercizio fisico in contemporanea quasi sempre causerà la perdita di peso.

Il grosso problema con questa dieta, proprio come con altre diete di moda, è che c'è la possibilità che si tratti di una perdita di peso temporanea e che non finirai per perdere davvero nulla. In genere, coloro che seguono queste diete finiscono per riacquistare il peso perduto e, sfortunatamente, è così anche in questo caso.

Questo perché quando il corpo non ha abbastanza energia utilizza le riserve di glicogeno, insieme al grasso e alla combustione dei muscoli. Ogni molecola deve avere 3-4 molecole d'acqua per essere immagazzinata. Quando il corpo inizia a perdere peso, si parla di peso dell'acqua. Non appena il peso aumenta, il corpo riempirà le molecole d'acqua, ed ecco che il peso ritorna.

Può anche influenzare il tasso metabolico, il che significa che stai mangiando molte meno calorie per l'energia che hai incamerato ogni giorno rispetto a quanto facevi prima.

Questa dieta può aiutare all'inizio, ma potrebbe anche portare ad un aumento di peso una volta terminata. Il modo migliore per seguirla è quello di non limitare eccessivamente le calorie, solo un po' ogni giorno e, naturalmente, anche imparare a gestire il cibo. Puoi mangiare cibi simili anche senza rovinare completamente il tuo metabolismo a causa della restrizione calorica. Sostituiscili semplicemente con i cibi che stavi mangiando prima.

Tirando le somme, sì, questa dieta può essere utile per quelli di noi che cercano qualcosa che aiuti a migliorare la salute, e può anche aiutare a quantificare la perdita di peso. Ma l'enorme restrizione calorica non ti aiuterà, quindi fai attenzione se decidi di seguirla limitando le calorie.

Per quanto riguarda la prevenzione delle malattie, in questo a lungo termine ti sarà d'aiuto. Sarai in grado, quando inizi a perdere peso, anche di gestire le malattie già in corso.

Dovresti assolutamente considerare questi elementi se stai optando per un suo uso a lungo termine. Ma se avessi intenzione di seguirla solo per alcune settimane, allora dovresti assolutamente provare una dieta diversa. Non avrà un impatto duraturo.

Il modo migliore per sfruttare questa dieta è sulla lunga durata, quindi sicuramente dovresti prenderla in considerazione se è questo che ti interessa.

È sostenibile?

Questa è un'altra di quelle grandi domande che vengono fuori seguendo la dieta Sirt e cercando di capire quanto sia efficace.

I cibi Sirt sono al centro di scelte quasi sempre salutari e possono offrire benefici per la salute sotto forma di antiossidanti e, naturalmente, anche di opzioni antinfiammatorie.

Ma il punto da tenere in considerazione è che ti imbatti nella questione di poter non riuscire a soddisfare le tue esigenze nutrizionali nel tempo, e questo può rappresentare un problema per molte persone.

Il problema principale con questa dieta è che, se non stai semplicemente sostituendo questi alimenti con altri, l'unica cosa che otterrai è la restrizione calorica. Ciò non comporta benefici per la salute definitivi e unici rispetto a qualsiasi altro tipo di dieta.

Inoltre, mangiare solo 1000 calorie ogni giorno non è consigliato alla persona media. Anche 1500 calorie sono molto poche per la maggior parte delle persone, può avere ripercussioni sulla salute e sul benessere generale.

C'è anche il fatto da prendere in considerazione che stai in pratica spremendo e assorbendo tutte le componenti dei succhi che assumi. I succhi sono buoni perché possono fornire le vitamine e i minerali di cui hai bisogno ogni giorno, ma c'è ancora un'altra questione a proposito: contengono molto zucchero in alcuni casi. Anche scegliendo un'opzione senza zucchero, hai ancora alcuni zuccheri di cui preoccuparti e non stai comunque assumendo la fibra sana che si trova in frutta e verdura. La fibra proviene dal nucleo della pianta, insieme alla buccia, e se non la mangi non riceverai abbastanza fibre a fine giornata, il che può influire sul tuo sistema digestivo e causare problemi anche a lungo termine.

Altre problematiche possono essere causate anche se vi limitate solo a sorseggiare il succo. Se sorseggi il succo per tutto il corso della giornata, sarà un male sia per i denti che per il livello di zucchero nel sangue. Sostanzialmente dai da mangiare ai batteri nel tuo corpo, e, non solo, ti stai anche distruggendo i denti. Soffrirai di picchi e cali di zucchero nel sangue, e questo non è affatto positivo per la tua salute. C'è anche il problema che la dieta è molto limitata sia nelle calorie sia in cosa mangiare e probabilmente manca di proteine, vitamine, sali minerali e simili, quindi soffrirai di malnutrizione in molti casi, specialmente durante la fase 1. Questo è problematico per molte persone e rende la dieta difficile da seguire per circa tre settimane.

Poi ci sono ovviamente i costi degli spremiagrumi, delle ricette e degli ingredienti. Questa dieta non è sostenibile per una persona nella media semplicemente perché stai eliminando una buona parte degli elementi positivi in questi cibi e non li stai assorbendo ma solo masticando e ingoiando.

Effetti collaterali

Anche se questa dieta prevede la restrizione calorica come parte importante, specialmente nella fase 1, è abbastanza facile da seguire, e finora non sono stati riscontrati problemi per le persone comuni in buona salute. Questo perché per la maggior parte delle persone questa dieta ha una durata molto breve, quindi non ti influenzerà in modo particolare, nel caso in cui fossi preoccupato degli effetti che potrebbe avere su di te.

Coloro che soffrono di diabete avranno invece delle difficoltà, e non è sicuramente consigliata per questa categoria di persone per via della mancanza di alcuni alimenti, della restrizione calorica e della necessità di bere principalmente succhi, il che causerà picchi pericolosi nei livelli di zucchero nel sangue. Se soffri di diabete o sei prediabetico, prendi in considerazione altre diete da provare.

La più grande preoccupazione sarà ovviamente la fame, principalmente perché starai mangiando poche calorie e consumando principalmente succhi. Non ci sono tonnellate di fibre nel succo e di conseguenza non ti sentirai mai davvero sazio. Potresti soffrire di affaticamento, vertigini o persino irritabilità a causa della restrizione nell'apporto calorico.

Per coloro che stanno seguendo questa dieta, se sei sano e in salute, allora dovrebbe andare più che bene, ma solo seguendola per 2-3 settimane. Seguirla più a lungo può essere pericoloso e può portare a una mancanza di controllo della glicemia, oltre che altri problemi.

Alla base, non è una dieta sostenibile. In realtà, non dovrebbe essere seguita come sola dieta. Lo scopo è quello di aggiungere i cibi Sirt al tuo stile di vita per migliorare il tuo stato di salute generale, anzi, seguirla meno come dieta la renderà anche più efficace.

Cosa dicono gli esperti

La verità è che molti esperti non pensano che questa dieta sia la migliore dal momento che prevede molti tagli alle calorie. È una buona dieta, in un certo senso, perché ti consente di utilizzare ingredienti attivi, ma ha il problema della limitazione delle calorie e ne consuma solo le parti peggiori.

Questa dieta elimina interi gruppi alimentari dal consumo regolare e quotidiano e può effettivamente portare ad un'alimentazione disordinata poiché prevede anche periodi di digiuno periodico.

Un altro esperto specializzato in nutrizione femminile afferma che il conteggio delle calorie è la parte peggiore.

1000 calorie sono ciò che di solito i bambini di età compresa tra 2 e 4 anni devono assumere, il che è problematico in quanto non fornisce energia sufficiente a un corpo adulto e in realtà non sostiene i macronutrienti nel corpo.

Il problema principale è che garantisce solo una perdita di peso a breve termine, a causa del vincolo calorico.

Non esiste alcuna prova a supporto e può effettivamente creare problemi nel tempo poiché non è equilibrata. Coloro che l'hanno sviluppata sostengono di averla fatta provare a persone abituate ad allenarsi in palestra, ma lo studio non è mai stato verificato.

Il modo migliore per avvicinarsi alla dieta di Sirt è molto semplice: inizia usando solo alcuni di questi cibi e vedi come ti senti. Una grave restrizione calorica non è l'ideale per questo tipo di dieta. Usa la tua discrezione e cerca di incorporare questi alimenti ai tuoi pasti, o anche solo impara a cucinare piatti che prevedano questi alimenti.

Capitolo 4: Cosa mangiare quando si segue la dieta Sirt

Cosa si mangia in questa dieta, oltre al cioccolato e al vino rosso?

Molte cose ovviamente! La dieta Sirt è efficace per la perdita di peso perché include tanti cibi incredibili e deliziosi che puoi provare in ogni momento e che sono anche ottimi per la tua salute.

Di seguito sono riportate alcune informazioni sugli alimenti parte della dieta Sirt e anche su cosa puoi e non puoi mangiare mentre segui questa dieta, oltre che informazioni sul perché sono considerati i migliori alimenti a questo scopo.

Gli alimenti Sirt sono forse "supercibi"?

Se hai dato anche solo un'occhiata a qualsiasi libro sulle diete pubblicato negli ultimi due anni, probabilmente hai letto il termine "supercibi". Questi sono alimenti che contengono una grande quantità di nutrienti, insieme a composti vegetali sani. Alcune persone li considerano supercibi, ma i cibi alla base della dieta Sirt sono semplicemente inclusi per i benefici che portano alla salute, prima di ogni altra motivazione.

Ad esempio, mangiare un po' di cioccolato fondente può aiutare a ridurre il rischio di malattie cardiache e anche a combattere le infiammazioni.

Anche il tè verde è parte di questa dieta e potrebbe aiutare a ridurre il rischio sia di diabete che di ictus, oltre che ridurre la pressione sanguigna. La polvere di curcuma è un altro componente, dà molti benefici al corpo, in generale, ed ha una funzione antinfiammatoria che ti sarà moltissimo d'aiuto.

Molti di questi alimenti garantiscono vari benefici per la salute, ma sono nella fase preliminare di studio. Mentre gli studi sugli animali mostrano risultati entusiasmanti, c'è ancora molto da scoprire per quanto riguarda gli effetti sull'essere umano. Molti ricercatori hanno notato che certi livelli di Sirtuine hanno portato a una durata più lunga della vita di vermi, lieviti e topi, quindi sicuramente sono utili da includere nella dieta Sirt.

Quando digiuni o riduci le calorie, le proteine delle Sirtuine comunicano al corpo di bruciare più grasso ed energia e anche di migliorare la stabilità dei livelli di insulina, e uno studio ha dimostrato che ciò porta alla conseguente perdita di grasso.

Le Sirtuine possono anche essere utili contro le infiammazioni, frenandole e riducendole. Alcuni hanno anche affermato che i tumori vengono inibiti o rallentati proprio da queste proteine, come nel caso delle malattie cardiache e dell'Alzheimer.

Mentre questi studi hanno tutti mostrato risultati di natura positiva, non ci sono ancora stati studi sull'opportunità o meno di variare i livelli di Sirtuine nell'uomo, quindi non è ancora del tutto sicuro se nell'essere umano queste proteine riducono effettivamente il rischio di cancro, ma è in corso una ricerca che sta cercando di verificare se aumentando o meno i livelli di Sirtuine si può verificare qualche cambiamento in questo senso.

Mentre in questo momento non possiamo dire che si tratti di super alimenti e che i cibi contenenti Sirtuine rientrino in questa categoria, questi sono sicuramente alimenti che fanno bene alla salute della persona, migliorandone il benessere generale.

Dunque, cosa puoi mangiare?

In realtà ci sono un bel po' di cibi che puoi assumere con la dieta Sirt, che come abbiamo già detto è nota per consentire vino rosso e cioccolato fondente.

Questo ovviamente dipende dal fatto che presentano le Sirtuine che devono essere proprio attivate da questa dieta.

È un buon compresso, e il motivo per il quale molte persone apprezzano questa dieta è semplicemente perché puoi assumere cibi che sono considerati piccoli spuntini o prelibatezze, ma che sono al contempo salutari.

L'idea alla base della dieta Sirt è quella di aggiungere quanti più di questi alimenti ai pasti quotidiani, dovresti quindi assolutamente prendere in considerazione l'idea di includerli anche nei tuoi. La ragione per cui alle persone piacciono è perché non solo portano una perdita di peso, ma ti aiutano anche a sentirti bene e ad avere un aspetto migliore.

Quindi, cosa puoi mangiare? Ecco un elenco, insieme ad alcuni piccole informazioni molto interessanti:

- Mele: sono ottime se hai intenzione di seguire la dieta, sono frutti ricchi di fibre.

- Agrumi, tra cui arance, pompelmi, limoni e lime

- Vino rosso, di solito un bicchiere circa al giorno.

- Cicoria rossa

- Peperoncino Thai

- Levistico

- Grano saraceno, una buona alternativa ai cereali normali.

- Noci, in particolare noci non salate

- Cioccolato fondente, preferibilmente fondente all'80%

- Datteri Medjool, un altro buon cibo che offre molti valori nutrizionali

- Prezzemolo, un condimento che è buono per molti piatti, ma anche commestibile da solo

- Capperi

- Mirtilli: questi sono tra i migliori antiossidanti naturali, e in molti casi offrono grandi benefici per la salute

- Tè verde: sia come tè che come estratto, o anche in polvere Matcha

- Prodotti a base di soia, generalmente di diverse tipologie

- Fragole: un altro frutto importante poiché offre molti grandi benefici

- Curcuma: una polvere che offre molti benefici antinfiammatori

- Olio d'oliva: il miglior olio da cucina da utilizzare, anche perché è un grasso salutare

- Cipolla rossa

- Rucola

- Cavolo: questa potrebbe essere una verdura che non ti piacerà all'inizio e, naturalmente, può essere necessario un po' di tempo per abituarsi al suo sapore, ma è ottima, puoi mangiarla in molti modi diversi, e vale di certo la pena di provarla

Un altro "cibo Sirt" che sicuramente apprezzerai è la caffeina. Ha degli effetti positivi, poiché molti prodotti contenenti caffeina sono utili per il benessere della persona. Non parliamo di bevande energetiche o simili, ma caffè senza panna e zucchero.

Tra tutti questi potresti riconoscere alimenti che stai già mangiando, e in molti casi è così. Ma il punto è proprio questo. Sono alla base dell'alimentazione in alcuni dei Paesi più sani, è per questo che a molte persone piacciono e che sono anche molto conosciuti. Offrono una grande varietà di benefici per la salute e ben presto sarai in grado di adeguare anche la tua dieta per ricavarne quanti più effetti positivi possibili.

Se ti stai chiedendo se questa dieta è adatta o meno alle tue esigenze, può diventarla. Molte persone preferiscono integrare questi alimenti alla loro dieta invece di sostituire totalmente tutti i buoni cibi che già consumano con solo questi. Sono molto utili per l'assunzione di vitamine e sali minerali.

Eliminare interi gruppi di alimenti può essere pericoloso. Il gene della magrezza non è pienamente supportato dalla ricerca scientifica, come affermiamo nel capitolo 4. Questa è una dieta comunque molto restrittiva, molte persone lottano con la mancanza del giusto apporto calorico, quindi non è una dieta facile da seguire sulla lunga durata. Non ci sono poi prove che suggeriscano che è più efficace per perdere peso rispetto a qualsiasi altra dieta che prevede il controllo delle calorie.

La cosa importante è fare almeno un tentativo, ma invece di eliminare ciò che già mangi, prendi in considerazione semplicemente di ampliare le tue abitudini alimentari quotidiane. Ad esempio, invece di procurarti degli spuntini non salutari, perché non provare a mangiare più frutta e verdura?

Anche se questa potrebbe non essere la dieta ideale per alcune persone, può essere adatta invece se sei tra coloro che lottano per perdere peso. Può metterti su una strada molto più sana verso il successo finale.

Ma come puoi vedere dalla lista, non c'è molto da mangiare nel "dipartimento" dei cibi proteici, per tornare alla metafora di prima. Mangiare solo questi alimenti non ti sarà di alcun aiuto, quindi ti consigliamo, ancora una volta, di incorporali al tuo piano alimentare giornaliero.

Cosa fanno davvero questi "cibi Sirt"?

Contengono tutti le Sirtuine, l'ingrediente che aiuta a perdere peso. Naturalmente bruciano i grassi, ma presentano anche la capacità di saziare il corpo, e aumentano la funzione muscolare, motivo per cui l'aggiunta di questi alimenti alla dieta giornaliera non è utile solo per le persone che stanno cercando di perdere peso, ma anche per coloro che stanno cercando di mantenere il peso già raggiunto.

Sono efficaci anche per altri motivi. Sono alimenti antinfiammatori, quindi ciò significa che possono aiutare con varie situazioni, tra cui le malattie croniche, il diabete, le malattie cardiovascolari e persino l'Alzheimer. È davvero grandioso, dal momento che garantiscono anche di seguire un'alimentazione sana.

Stimolano la perdita di peso, ma aiutano anche a gestire l'appetito. Includerli nella dieta piuttosto che praticare il digiuno e altre diete simili, sicuramente ti aiuterà a perdere peso.

In teoria non dovresti mangiare solo questi alimenti, dal momento che ovviamente questa scelta può compromettere il buon funzionamento della dieta, ma ti daranno una mano nel tuo viaggio verso il peso-forma.

Il potere del grano saraceno

Uno degli alimenti base della dieta Sirt è il grano saraceno.

In realtà questo elemento non appartiene alla famiglia del grano. Non è nemmeno un cereale. Il grano saraceno è una pianta a foglia che appartiene alla stessa famiglia del rabarbaro. È chiamato da molti "pseudo-cereale" poiché è simile per aspetto a questi, ma fa parte della famiglia delle piante.

Di solito è usato in forma di farina in molte ricette diverse. È fondamentalmente il sostituto del grano in questa dieta. È anche un'opzione senza glutine per coloro che sono sensibili. Puoi usarlo per preparare frittelle, crepes, spaghetti e pasta.

Perché dovresti usare il grano saraceno? Ci sono molte ragioni per farlo, tra cui le seguenti:

- Ha un sacco di fibre, quindi ti aiuterà per avere una digestione sana e contro la costipazione

- In realtà è quasi una proteina completa e contiene alcuni amminoacidi che il corpo non può produrre

- Contiene lisina, che è ottima per la riparazione dei tessuti e la loro crescita

- Ancora una volta, è senza glutine, quindi se stai cercando di evitare il glutine o hai un'allergia, potrebbe essere la scelta migliore

- Ha molti componenti nutrizionali al suo interno, tra cui calcio, vitamina E e B, e anche magnesio, rame e zinco

- Rilassa i vasi sanguigni, aiuta la circolazione, abbassa la pressione sanguigna e il colesterolo

- Può stabilizzare i livelli di zucchero nel sangue ed è una buona scelta per coloro che soffrono di diabete

- È a basso contenuto di calorie, motivo per cui fa parte della dieta Sirt, in particolare per coloro che stanno cercando di tenere sotto controllo l'apporto calorico

- Rafforza le pareti dei capillari

- Può aiutare con la gestione dei calcoli biliari, specialmente nelle donne, poiché è ricco di fibre insolubili.

È un'ottima aggiunta alla dieta quasi per chiunque, è considerato il sostituto migliore del grano dal momento che non causa alcun disturbo nella digestione. È anche consigliato per chiunque soffra di allergia al glutine.

Cosa sappiamo a proposito del Matcha?

Il Matcha è un altro alimento incluso nella dieta Sirt abbastanza popolare e che dovresti provare anche tu. In realtà è presente nella cultura giapponese dal XII secolo circa. È una bevanda pregiata in Oriente. Il tè verde Matcha è diverso dal semplice tè verde per via del modo in cui sono fatte le foglie. Tutti i tè provengono dalla stessa pianta, che è un arbusto di origine cinese. Questo produce molte foglie per il tè, incluso il tè oolong, il tè bianco e il tè nero. Il tè verde Matcha si ottiene in modo diverso, è meno elaborato rispetto al normale tè verde. Ciò significa che le foglie non vengono mai riscaldate e i nutrienti vengono conservati all'interno delle foglie. Il tè verde normale viene lavorato durante la produzione e viene essiccato al sole, mentre il tè Matcha viene lavorato all'ombra.

Il tè verde Matcha si presenta di un colore verde brillante e viene mescolato nel liquido. Questa è già una prima differenza rispetto al normale tè verde, che viene fatto bollire, quindi ha un aspetto più polveroso.

Consumando una versione molto più mite del tè verde, di conseguenza assumi molti più nutrienti rispetto alle sole foglie che potresti ottenere dal tè verde. Ecco perché, quando si tratta di decidere il tè verde giusto, è bene scegliere la versione Matcha.

Ha un sapore erbaceo, ma è molto più ricco e persino burroso. Puoi anche mescolarlo con latte non vaccino, insieme a stevia e un po' di estratto di vaniglia. Funziona bene anche con alcune delle altre bevande che sono presenti nella dieta, compreso il centrifugato verde.

Allora perché scegliere il Matcha? Quali sono i vantaggi? Qui di seguito ci sono molte informazioni che possono aiutarti, visto che il Matcha può fare tantissimo per la tua salute.

- È uno dei più potenti tipi di "supercibi" che esistono oggi, contiene circa sei volte gli antiossidanti di cibi come il cioccolato fondente, i mirtilli e persino gli spinaci. Sì, parliamo di un solo cucchiaino di Matcha, quindi è uno dei più potenti alimenti antiossidanti che ci siano.

- Ha anche più antiossidanti rispetto al normale tè verde. Contiene un componente chiamato EGCG, che favorisce la salute del cuore, migliora il metabolismo e riduce l'invecchiamento nel corpo.

- Può aiutare a migliorare la qualità degli allenamenti poiché fornisce energia naturale e riduce anche la possibilità di infiammazione.

- Può effettivamente prevenire il cancro per via della quantità di antiossidanti al suo interno, dal momento che è tanto elevata da contrastare i radicali liberi nel corpo.

- Contiene anche clorofilla, che è un pigmento che puoi trovare all'interno delle piante e che fa diventare la pelle più chiara, protegge il cuore e il sangue, e previene l'infiammazione delle articolazioni.

- Basta bere un solo bicchiere di tè Matcha per assumere dieci volte i livelli nutrizionali che si trovano nel normale tè verde.

- Migliora il metabolismo e ti aiuta a prevenire gli alti e bassi energetici che potresti sperimentare con il caffè.

- È un integratore olistico utile nella gestione della perdita di peso. Non sostituisce una dieta sana di per sé, ma può aiutare con il metabolismo e naturalmente aumentare l'energia.

- Può ridurre l'ansia per via della L-teanina che si trova al suo interno, quindi aumenta la sensazione di relax, infatti è nella categoria delle bevande calmanti.

- Ci sono circa 35 mg di caffeina per cucchiaino, molto meno del caffè nero, il che significa che puoi usarlo come sostituto del caffè, se sei sensibile alla caffeina.

Tutto questo suona piuttosto promettente, e dal momento che è un alimento a base vegetale, ti aiuterà di sicuro. Anche se non può essere un sostituto per la costruzione di vere e proprie abitudini sane, è pur sempre un buon modo per aiutarti a prendere il giusto ritmo.

Come puoi goderti il Matcha? Allo stesso modo del tè normale, ma dovrai passarlo in infusore in modo leggermente diverso. Ovviamente lo fai innanzitutto bollire, poi lascialo riposare e quindi mescola la polvere. Rilascerà della schiuma, il che è un processo naturale. Puoi anche aggiungere del latte per renderlo un po' più cremoso se ti piace, o anche solo come bevanda simile al caffè da passare nel frullatore.

Ma ecco il principale vantaggio del tè verde Matcha: in realtà puoi sostituire i "super cibi" verdi con questo, e funziona per qualsiasi frullato. A volte è persino possibile seguire delle vere e proprie ricette che usano il Matcha come ingrediente base. Un cucchiaino intero o addirittura mezzo è più che sufficiente per ottenere gli effetti desiderati e preparare quegli alimenti così importanti per la dieta Sirt.

Si abbina molto bene con brownies, tartufi e persino gelati. Puoi anche mescolarlo con un po' di ghiaccio e un po' di latte per fare il famoso "latte" americano. In genere si acquista nei negozi alimentari biologici, ma probabilmente ti costerà un bel po'. Assicurati di esserti fatto bene i conti prima di iniziare, dal momento che può essere un vero e proprio investimento, ma sicuramente è un investimento a lunga durata.

I benefici del peperoncino Thai

Un ingrediente che vedrai in molte ricette con Sirtuine è il peperoncino Thai. Questo contiene due importanti Sirtuine che fanno bene al corpo, luteolina e miricetina.

Queste due Sirtuine sono davvero ottime per mettere in moto il corpo. Sono considerate uno dei migliori alimenti presenti nella dieta Sirt e sono una parte importante delle ricette di questa dieta.

Per alcune persone è troppo piccante, quindi assicurati di utilizzare circa la metà della quantità di peperoncino presente e assicurati di eliminare i semi, in modo da non bruciarti la lingua.

È un alimento molto antico, fa parte della dieta umana da migliaia di anni. È pungente in termini di piccantezza, questo perché la pianta impiega questa caratteristica come meccanismo di difesa per scacciare i predatori e dissuaderli dal mangiarlo.

Esistono in natura molti colori diversi e in realtà hanno più Sirtuine rispetto ai peperoncini standard che vengono solitamente utilizzati. Sono anche una parte fondamentale del metabolismo poiché aumentano la temperatura corporea, dal momento che stai mangiando qualcosa di piccante che quindi riscalda naturalmente il corpo. Il peperoncino dà il via al metabolismo e garantisce una corretta digestione, cosa che probabilmente non otterrai con altri tipi di peperoncini.

Contengono capsaicina, che crea la sensazione di bruciore in bocca, ma è una sensazione che può variare da persona a persona a seconda del livello di piccantezza che si riesce a tollerare. Alcuni possono persino sentirsi bruciare in bocca, nello stomaco e in gola quando li mangiano. Il modo migliore per usarli è sempre all'interno delle ricette.

Per alcune persone, questi peperoncini sono troppo, potrebbero non essere in grado di mangiarne uno intero. Ma se inizi ad usarlo un po' ovunque e quindi ad abituarti a mangiarlo, sarai in grado con il tempo di controllare la sensazione del piccante.

È un alimento importante soprattutto se si desidera avviare il metabolismo. E, se ami i cibi piccanti, allora questo è di sicuro il "cibo Sirt" che imparerai ad amare prima di ogni altro.

Tutti questi alimenti biologici sono ottimi per la tua salute e speriamo, continuando a leggere informazioni su alcuni dei cibi più insoliti presenti nell'elenco, che potrai capire quali sono i molti benefici che questa dieta offre alla tua salute.

Capitolo 5: Come seguire la dieta

Come seguire questa dieta? È abbastanza semplice.

È composta da un paio di fasi, che durano in totale circa 2-3 settimane. Fondamentalmente è una progressiva "Sirtificazione" della dieta che avviene includendo il più possibile questi alimenti nei tuoi pasti.

Il modo migliore per farlo è cercare alcune delle ricette dietetiche a base di "cibi Sirt", di cui alla fine includeremo qualche esempio. Ma puoi anche semplicemente sostituire i tuoi cibi preferiti con i "cibi Sirt" che sono riportati in questo libro.

Gli alimenti da noi indicati sono abbastanza facili da trovare. Tuttavia, ci sono alcuni ingredienti che sono una parte importante della dieta che possono essere costosi, tra cui la polvere di tè verde Matcha, il levistico e il grano saraceno, che può essere difficile da trovare, oltre che costoso. Di solito i negozi di alimenti biologici hanno tutto ciò che abbiamo indicato, e ti consigliamo sempre di assicurarti di avere tutto prima di iniziare a cucinare.

Uno dei punti fondamentali della dieta è che oltre agli alimenti di cui abbiamo già parlato dovrai assumere anche il succo verde. Dovrai berlo più volte al giorno, assicurarti quindi di avere anche tutti gli ingredienti per prepararlo. Dovresti farlo circa 1-3 volte al giorno, avrai bisogno di uno spremiagrumi e una bilancia, dal momento che dovrai misurare tutti gli ingredienti in modo attento.

Il succo verde

Prima di iniziare, devi imparare assolutamente a preparare il succo verde.

Questa è una ricetta che contiene molte ottime verdure e frutta, insieme ad alcuni altri ingredienti. All'inizio potrebbe essere un po' sgradevole al palato ma, se desideri aromatizzarlo, non aver paura di aggiungere un po' più di zenzero o il matcha. È un centrifugato molto salutare e può aiutarti a ottenere tutte le vitamine di cui hai bisogno. Ha al suo interno anche un sacco di antiossidanti.

Ingredienti:

- 2 once di cavolo

- 5 grammi di prezzemolo

- 1 rametto di zenzero

- Mezzo limone

- 1 oncia di rucola

- 2 gambi di sedano

- Mezza mela verde

- Mezzo cucchiaino di tè verde Matcha

Devi semplicemente spremere tutto tranne la polvere di Matcha e il limone, metterlo in un bicchiere, quindi spremere il limone e mischiare il tutto insieme alla polvere di tè verde. Alcune persone preferiscono produrne subito grandi quantità così da conservarlo. Valuta se questa sia l'opzione migliore anche per te.

È un centrifugato gustoso che offre una grande varietà di benefici per la salute.

Ora che sai come prepararlo, prendiamoci un momento per parlare delle due fasi della dieta Sirt e del perché sono importanti.

Fase 1

La prima fase della dieta comporta la riduzione delle calorie e bere quantità altissime di succo verde. Il suo scopo è farvi iniziare a perdere peso, fino a 7 chili in sette giorni.

Durante questa fase, l'apporto è limitato a 1000 calorie nei primi giorni. Devi bere il succo verde dopo ogni pasto. Ogni giorno dovresti mangiare "cibi Sirt" e cucinare utilizzando questo tipo di alimenti. Altri piatti che potresti consumare in questo periodo sono il tofu glassato al miso, la omelette Sirt o anche le verdure saltate in padella.

Nei due giorni successivi dovrai aumentare l'apporto calorico a 1500 calorie e dovrai bere 2 bicchieri di succo verde ogni giorno, oltre che 2 pasti a base di alimenti Sirt presenti nel libro. Di solito questa è la fase in cui si perde la maggior parte del peso.

Fase 2

Questa è la seconda fase e dura circa 2 settimane. È considerata la fase di mantenimento ed è il momento in cui si mangiano tre pasti a base di "cibi Sirt" e si beve succo verde ogni giorno. Continuerai a perdere peso in modo costante. Dovresti cercare di incorporare gli alimenti a base della dieta Sirt in ogni pasto, insieme ai tuoi succhi verdi che ormai ben conosci.

Puoi continuare a farlo per favorire la perdita di peso, tuttavia è meglio per te se inizi a incorporare questi alimenti nei tuoi pasti regolari.

Questo non vuol dire che dovresti semplicemente tornare a mangiare un sacco di calorie, ma piuttosto aumentarle costantemente e usare alternative Sirt ogni giorno, mettendoti all'opera per incorporare eventualmente anche il succo verde nella tua dieta ogni volta che ne hai voglia.

In generale, è così che funziona la dieta, ed è così che dovresti seguirla se hai l'intenzione di iniziare questo percorso. Ma se stai solo cercando di incorporare nuovi alimenti più salutari nella tua vita e meno di seguire una dieta, allora puoi sempre semplicemente prendere i cibi elencati nel capitolo precedente e cercare un modo per integrarli nei tuoi pasti quotidiani.

Alcune persone hanno deciso di usare questa dieta solo come un modo per iniziare a mangiare meglio. È un vero e proprio cambiamento di stile di vita, più che una semplice dieta. Mentre la dieta potrebbe essere una buona scelta se stai mirando ad una perdita di peso temporanea, è ovviamente meglio se riesci ad incorporare questi alimenti nei tuoi pasti il più possibile con un obiettivo a lungo termine.

Capitolo 6: Suggerimenti e avvertenze

Ci sono alcuni consigli e precauzioni riguardo alla dieta di Sirt a cui dovresti assolutamente fare attenzione dal momento che non tutti possono trarre benefici da questa dieta, per vari motivi. Qui di seguito metteremo in evidenza alcuni dei punti più importanti da tenere a mente sulla dieta Sirt e spiegheremo perché questi punti sono importanti.

Non è per tutti

Per iniziare, questa dieta non è per tutti. Prima di tutto non dovresti cominciare una dieta se non sei disposto a cambiare il tuo piano alimentare per raggiungere la perdita di peso. Coloro che soffrono di diabete non dovrebbero provare questa dieta, dal momento che non sarai in grado di tenere sotto controllo il livello di zucchero nel sangue, che subirà picchi e ricadute.

Mentre segui la dieta Sirt, potresti notare che soffrirai di mal di testa e vertigini mentre il tuo corpo inizia ad adattarsi al minore apporto di calorie. Quindi, se sei una persona con uno stile di vita molto attivo o se sei abituato a mangiare molto di più o fai un lavoro impegnativo dal punto di vista fisico, allora questa potrebbe non essere la dieta ideale per te.

Dovresti sempre parlarne con il tuo medico prima di iniziare. Coloro che soffrono già di problemi legati al metabolismo, problemi legati alla pressione sanguigna o qualsiasi altra condizione metabolica potrebbero volersi assicurare di assumere abbastanza calorie nel corso della dieta. Se il tuo dottore dice di non seguirla, allora ti consigliamo di attenerti ai suoi consigli.

Devi comprendere che questa dieta non è adatta a tutti. Se devi assumere insulina o hai il diabete, questa è una dieta che altera il livello di zucchero nel sangue. Potrebbe non essere fattibile, forse ti conviene cercare qualche altra alternativa.

Prendi in considerazione le ricette

Anche se potresti non seguire una dieta Sirt a tutto tondo, ci sono comunque molte ricette a base di alimenti Sirt che ti aiuteranno a portarla avanti senza problemi. Usale, sarai sicuramente in grado di cucinare ottime ricette con questi cibi. Sono disponibili anche interi e completi piani alimentari che potresti benissimo utilizzare.

Questo diventa particolarmente utile se prevedi di seguire la dieta Sirt in modo preciso, senza alcuna modifica. Se hai deciso semplicemente di aggiungere nuove alimenti alla tua

dieta, allora potrai facilmente vedere la differenza.

Le ricette sono un ottimo spunto, soprattutto se sei qualcuno

a cui piace cucinare e che vorrebbe provare qualcosa di

diverso ma che non sa da dove cominciare.

Va bene mangiare la carne

Questa è una domanda molto comune tra le persone che

seguono o sono interessate alla dieta Sirt, dal momento che

non sanno se è permesso mangiare carne, pesce o latticini.

Ciò che ti consigliamo è di mangiarli con moderazione.

Dovresti concentrarti maggiormente sull'assumere proteine

a base vegetale, la maggior parte delle quali proviene da

cereali, noci, yogurt e soia. Dovresti assicurarti, se decidi di

mangiare la carne, di acquistarne di animali cresciuti in

pascoli naturali e non in gabbie, oltre che ovviamente

consumarne in piccole quantità. Va bene mangiare carne, in particolare per coloro che non possono fare a meno delle proteine animali, ma dovresti assolutamente considerare di provare a ridurne il consumo al minimo indispensabile.

Varia le verdure

Non aver paura di variare le verdure che mangi. Forse pensi di poter mangiare solo cavolo e rucola, in realtà ci sono molte altre verdure e verdure a foglia verde che sono rilevanti all'interno della dieta, il che è veramente un bene. Alcuni potrebbero chiedersi se possono mangiare gli spinaci seguendo questa dieta. La risposta è sì, insieme a cavolo e bietole. Fondamentalmente puoi mangiare tutte le verdure, ma cerca di concentrarti soprattutto sull'includere il cavolo all'interno dei tuoi piatti. Questo è dovuto al fatto che il cavolo ha il maggior numero di antiossidanti e a sua volta

offre molti benefici per la salute che altrimenti non avresti.

Cibi che dovresti evitare

Una prima semplice risposta è iniziare a eliminare le calorie

inutili.

Se non hai voglia di partire con la restrizione calorica più

estrema, allora questo è probabilmente il modo migliore per

iniziare. Dovresti provare a eliminare i cibi più malsani tra

quelli che consumi. Tutto ciò che coinvolge verdure

processate, zuccheri aggiunti e conservanti o tutto ciò che

viene variamente lavorato in fabbrica dovrebbe essere

eliminato dalla dieta per evitare eventuali problemi e, al

contempo, ti aiuterà a migliorare il tuo stile di vita e a farti

entrare per bene nel ritmo della tua nuova vita all'insegna

della salute.

In sostanza, tutto ciò che non è naturale dovrebbe essere tenuto fuori dal piano alimentare. Se ci sono alcuni cibi processati che proprio ti piace mangiare, cerca un qualche modo per sostituirli con uno dei "cibi Sirt". Può richiedere un po' di tempo, ma ricorda, ne vale veramente la pena.

Beviamoci su

Una parte ben conosciuta di questa dieta è il vino rosso.

Sì, il consumo del vino rosso è incoraggiato con la dieta Sirt, ed è preferito rispetto al vino bianco. Ci sono un sacco di Sirtuine al suo interno, e spiegheremo il perché qui di seguito.

Il vino rosso contiene resveratrolo e piceatannolo, i quali sono entrambi anche nutrienti delle Sirtuine. Sono molto utili per evitare problemi di salute, il che è un punto bonus. Riducono, tra i vari benefici, le possibilità di ictus, infarti, tumori allo stomaco e all'intestino, possono anche aumentare la longevità.

Berne una piccola quantità può ridurre il rischio di morte fino al 25% in molti casi, quindi dovresti assolutamente assicurarti di renderlo parte dei tuoi pasti, anche se sempre in modo moderato. Non dovresti berne più di un bicchiere o due ogni giorno. Berne di più fa aumentare il rischio anziché diminuirlo. È abbastanza strano, lo sappiamo, ma questo spiega il motivo per cui molte persone decidono di berlo per preservare la salute del cuore.

Può anche aiutare ad evitare alcuni tipi di tumori. Riduce i rischi, e in alcuni casi riesce persino a tenere lontano il rischio di linfoma. L'alcol è un fattore di rischio per alcune tipologie di tumori, ma per altre invece riduce il rischio che insorgano. I composti fenolici all'interno del vino possono inibire la crescita delle cellule tumorali, motivo per cui è considerato un combattente naturale contro il cancro.

Il vino rosso ha anche un'altra qualità positiva, vale a dire che, sebbene non ti possa rendere un genio all'improvviso, migliora effettivamente le capacità cognitive. Non uccide le cellule cerebrali se bevuto con moderazione, quindi è sicuramente un gran piacere da degustare.

Riduce il rischio di demenza e il rischio di Alzheimer, protegge dall'invecchiamento e dalle malattie. Molte delle generazioni più anziane, cosa che è riscontrata in tutto il mondo, finiscono per vivere più a lungo proprio perché bevono vino rosso, come ad esempio gli italiani e i greci.

Il vino rosso è la scelta migliore, dal momento che il vino bianco non contiene lo stesso livello di Sirtuine quanto il rosso, quindi assicurati di prendere il vino giusto.

Perché scegliere l'extra-vergine

Prendi in considerazione l'utilizzo di olio extra-vergine di oliva anziché del normale olio d'oliva. Contiene un maggior numero di Sirtuine rispetto al normale olio, e può garantirti molti benefici.

Due cucchiai al giorno sono l'ideale, dal momento che non devi consumare troppi grassi o calorie. È a basso contenuto di colesterolo, è riconducibile a pochi casi di obesità e malattie cardiache, ed è una parte fondamentale sia della dieta Sirt che della dieta mediterranea. Sicuramente sei ben consapevole di quanto sia già presente nelle case italiane.

Migliora la circolazione sanguigna in tutto il corpo ed è noto anche per migliorare la vita sessuale. Fa bene anche alla salute del cuore, quindi migliorerà la tenuta non solo della circolazione ma anche dei vasi sanguigni.

È un'arma segreta per la perdita di peso. Alcune delle persone più sane del mondo assumono olio EVO ogni singolo giorno dal momento che è una fonte di grassi sani, che ti fanno sentire bene, in salute e sazio. Sicuramente aiuta a diminuire il rischio di sviluppare il diabete e aiuta a regolare i livelli di insulina nel corpo.

Allevia il dolore, perché le sostanze presenti al suo interno, in particolare quella chiamata oleocantale, sono un agente antinfiammatorio simile all'ibuprofene, infatti l'olio extra-vergine fa parte del trattamento di molte malattie croniche. Protegge la pelle, offre alcuni antiossidanti naturali che evitano il danneggiamento dell'epidermide oltre che il suo invecchiamento, è utile anche per i problemi alle articolazioni e simili.

È un lenitivo sia per il corpo che per la mente, stai ben attento a scegliere sempre l'olio extra vergine di oliva, dal momento che l'olio di oliva normale non presente alcuni dei benefici, che a loro volta possono influire sulla qualità della tua dieta. Se sei curioso sugli effetti di entrambi, prova ad usarli e nota le differenze.

Ci sono molte cose che puoi fare per aiutare te stesso a migliorare il tuo piano alimentare, e ci sono molti benefici che puoi trarre da una giusta dieta. Imparando quali sono e anche cosa dovresti e non dovresti mangiare, sarai in grado di utilizzare la dieta Sirt a tuo vantaggio e ricavarne tutti gli aspetti più positivi.

Capitolo 7: Piano alimentare da seguire con la dieta Sirt

Potresti chiederti se esiste un buon piano alimentare da seguire con questa dieta. Bene, dipende da cosa normalmente ti piace mangiare. Con la dieta Sirt hai due opzioni: o segui le diverse ricette e mantieni un apporto calorico specifico, oppure inizia a incorporare questi alimenti al posto di cibi processati e zuccherati. Quest'ultimo passaggio potrebbe essere utile se non sei ancora sicuro di essere pronto per iniziare.

Come prima cosa dovresti assicurarti di avere tutto ciò che ti serve per iniziare. Ti servirà uno spremiagrumi, un robot da cucina e alcuni degli ingredienti. Potrebbe essere necessario acquistarne alcuni, in particolare il grano saraceno, poiché la maggior parte di noi non lo ha in dispensa. Se sei preoccupato dall'averne la giusta quantità, allora pesa gli ingredienti e pianifica in anticipo i tuoi pasti.

Puoi iniziare nei primi giorni con tre succhi e poi un pasto. Potrebbero non sembrare molto, ma in alcuni casi possono riempire abbastanza.

Alcuni alimenti che puoi mangiare sono:

- Il succo verde Sirt

- I gamberoni saltati in padella con noodles di grano saraceno

- Un piccolo spuntino di cioccolato fondente Lindt dopo cena

Lo spuntino finale è ovviamente una piccola ricompensa, può diventare il momento clou della giornata prima che questa finisca.

Se hai deciso di mangiare il cioccolato, è meglio sempre farlo dopo aver finito il pasto, fallo diventare una vera ricompensa.

Distribuisci i succhi nel corso della giornata, bevili circa ogni cinque ore per ottenere i migliori risultati. Potresti anche prepararli prima e conservali per consumarli in seguito.

Il giorno successivo puoi mangiare le stesse cose, bevendo succhi verdi per tutta la giornata. Noterai che non avrai la stessa fame che avevi il giorno prima, il che è molto comune. Per cena, puoi mangiare cavolo e cipolla rossa dhal con un po' di grano saraceno. In teoria, dovresti provare anche a mangiare carne/pesce o un'opzione vegetariana/vegana, a seconda di ciò che preferisci. È sicuramente una bella ricompensa per questa seconda giornata, che puoi terminare con due quadratini di cioccolato fondente, proprio come il giorno prima.

Il terzo giorno puoi di nuovo bere il succo, variando la dieta secondo necessità. Alcune persone preferiscono aggiungere una mela, o qualcosa di dolce, che magari ti aiuta ad addolcire il sapore del succo. Potresti prendere in considerazione di ridurre la quantità di sedano per renderlo più bevibile.

Piuttosto che bere il succo potresti mangiare un'insalata. Prendi letteralmente tutti gli ingredienti che useresti nel centrifugato Sirt e usali per fare un'insalata. Sicuramente potrebbe rendertelo molto più appetibile, se non sei un grande fan dei succhi, oltre che offrirti una maggiore variabilità.

Per cena puoi mangiare cavoli, grano saraceno e salsa, godendoti il tuo pasto. Puoi ancora una volta finire la giornata con un quadratino di cioccolato.

Il quarto giorno dovrai bere di nuovo il succo verde, ma questa volta due bicchieri. Puoi mangiare anche un po' di muesli tra i due, prima di bere il secondo bicchiere. Puoi cenare con lo stufato di fagioli toscani. Può essere una buona idea sostituire alcuni ingredienti, in particolare il grano saraceno, dal momento che è molto presente nella dieta Sirt.

Il giorno cinque è semplice. Puoi iniziare con un po' di muesli ad inizio giornata, tra i tuoi due centrifugati verdi, ma poi puoi terminare con una scaloppina di tacchino con un po' di salvia, capperi e prezzemolo insieme ad un cous cous speziato con cavolfiore.

Molte persone che seguono la dieta Sirt si rendono conto che passare a due pasti al giorno non è poi così male, e anche che incorporare alcuni spuntini nel corso della dieta non è certo una brutta idea.

Snack Sirt da prendere in considerazione

Anche se parleremo di alcune di queste ricette in una delle sezioni successive, ti indichiamo ugualmente ora degli ottimi spuntini da provare mentre segui la dieta Sirt.

Ti starai chiedendo se questi spuntini ti faranno sentire pieno. Bene, lo faranno eccome. Sono buoni da mangiare tra i centrifugati verdi o tra il secondo succo verde e la cena.

Tra gli spuntini puoi realizzare dei piccoli bocconcini, un po' di muesli al cioccolato, ma anche qualche spuntino al cioccolato fondente.

Alcune persone si domandano se quest'ultima sia davvero una buona idea, ma la loro domanda deriva dal fatto che spesso gli spuntini sono carichi di connotazioni negative, e quando pensiamo agli spuntini, di solito pensiamo alle confezioni zuccherate e agli spuntini salati. Ma non deve essere sempre così. Se fossi stanco di bere il succo verde o mangiare insalata, allora potresti prendere in considerazione l'idea di aggiungere uno spuntino del genere.

Anche se non sei sicuro di poter fare uno spuntino, puoi sempre preparare qualcosa di naturale e dolce.

Le noci sono di solito il miglior snack della dieta Sirt, accanto ovviamente ai piccoli spuntini salati. Puoi mangiare miele, sciroppo d'acero, agave, alcuna frutta secca e persino datteri e simili.

Quando ti dedichi agli spuntini è sempre meglio non esagerare e tenere d'occhio l'apporto calorico. Gli snack che rientrano nella dieta Sirt ti aiuteranno e fanno anche molto bene al corpo e alla mente.

Capitolo 8: Ricette Sirt da provare!

Ci sono molte ricette con cibi Sirt che puoi provare e molte che puoi usare nel tuo piano alimentare giornaliero. Ecco alcune ricette di base per aiutarti a dare il via alla tua dieta e alcune indicazioni su come puoi incorporarli al suo interno.

Muesli Sirt

La cosa più bella di questa ricetta è che puoi prepararla alla rinfusa la sera prima, oppure puoi semplicemente mischiare tutti gli ingredienti in un contenitore ermetico con del grano saraceno. Prendi un po' di questo, aggiungi yogurt e fragole, e il gioco è fatto.

Ingredienti:

- 20 grammi di fiocchi di grano saraceno

- 15 grammi di scaglie di cocco

- 15 grammi di noci tritate

- 100 grammi di fragole tagliate

- 10 grammi di grano saraceno soffiato

- 40 grammi di datteri medjoul, tritati e snocciolati

- 10 grammi di fave di cacao

- 100 grammi di yogurt greco o yogurt di soia o yogurt vegano

Procedimento:

Prendi tutti gli ingredienti e mescolali insieme, senza yogurt e fragole.

Quando hai finito, prendili, mettili in una ciotola, e guarnisci il tutto mescolando con yogurt e fragole.

Petto di pollo con cavolo e cipolle rosse, condito con salsa di peperoncino e pomodoro

Questa è una buona ricetta poiché combina molti ingredienti diversi.

Ingredienti:

- 120 grammi di petto di pollo senza pelle e disossato
- Succo di ¼ di limone
- 50 grammi di cavolo tritato
- 1 cucchiaino di zenzero fresco
- 2 cucchiaini di curcuma in polvere
- 1 cucchiaio di olio d'oliva

- 20 grammi di cavolo tritato

- 1 cucchiaino di zenzero tritato, fresco

Per la salsa:

- 130 grammi di pomodori, circa un pomodoro

- 1 cucchiaio di capperi tritati

- 1 peperoncino Thai, tritato finemente

- 5 grammi di prezzemolo, tritati

- Succo di ¼ di limone

Procedimento:

- Per la salsa, rimuovi la parte superiore del pomodoro e taglialo, facendo attenzione a mantenere quanto più liquido possibile.

- Mescola con tutto il resto, preferibilmente nel frullatore o semplicemente in una ciotola.

- Riscalda il composto fino a 180°C e intanto fai marinare il pollo con la curcuma, il succo di limone e un po' d'olio per circa 10 minuti.

- Scaldare una padella per il pollo, cuocendolo per un minuto su ciascun lato.

- Mettilo nel forno o su una teglia se la padella non è resistente al forno e cuoci il tutto per circa 10 minuti o fino a cottura ultimata.

- Rimuovere, coprire con un foglio di alluminio e lasciarlo riposare per 5 minuti prima di estrarlo per servire.

- Cuoci il cavolo al vapore e friggi le cipolle e il peperoncino fino a renderli morbidi, ma non far perdere il colore.

- Aggiungi il cavolo e friggilo per un altro minuto, quindi

cuoci il grano saraceno con ciò che rimane della curcuma,

servendo insieme al resto già preparato.

Bocconcini Sirt

Sei curioso di sapere cosa preparare con il cioccolato fondente? Bene, sei nel posto giusto. Ecco una divertente ricetta Sirt al gusto di cioccolato che sicuramente ti piacerà moltissimo.

Ingredienti:

- 120 grammi di noci
- 250 grammi di datteri medjoul snocciolati
- 1 cucchiaio di curcuma in polvere
- 1 cucchiaino di estratto di vaniglia
- ½ barretta di cioccolato fondente, spezzata a pezzi
- 1 cucchiaino di cacao in polvere

- 1 cucchiaio di olio d'oliva

- 2 cucchiai di acqua

Procedimento:

- Metti insieme le noci e il cioccolato, sminuzzandoli fino a ottenere una polvere.

- Aggiungi tutto tranne l'acqua e mescola fino ad avere una miscela che si compatti a forma di palla.

- Prendi il composto, forma delle palline con questo e poi metti tutto in frigorifero.

- Falle raffreddare per circa un'ora prima di mangiarle.

- Puoi avvolgerle nel cacao o nelle scaglie di cocco essiccato se desideri variare un po' il risultato finale. Si conservano per circa una settimana in frigo.

Gamberi saltati in padella con noodles di grano saraceno

Questo è un buon piatto se desideri aggiungere del pesce alla tua dieta Sirt. È semplice da realizzare ed è abbastanza salutare.

Ingredienti:

- 140 g di gamberi sgusciati, puliti

- 2 cucchiaini di olio d'oliva

- 1 spicchio d'aglio tritato

- 1 cucchiaino di zenzero tritato, fresco

- 40 grammi di sedano tagliato

- 50 grammi di cavolo tritato

- 5 grammi di foglie di sedano o levistico

- 2 cucchiaini di salsa di soia o tamari

- 75 grammi di soba o noodles di grano saraceno

- 1 peperoncino Thai

- 20 grammi di cipolle rosse affettate

- 75 grammi di fagiolini tritati

- 2 tazze di brodo di pollo

Procedimento:

- Scalda una padella e lasciala a fuoco vivo, quindi cuoci i gamberi nel tamari e nell'olio per circa 3 minuti. Trasferiscili su un piatto dopo la cottura.

- Cuoci i noodles per circa 5-8 minuti in acqua bollente, quindi scolarli e metterli da parte.

- Friggi il resto degli ingredienti a fuoco alto per 2-3 minuti, quindi fai bollire e cuoci fino a che sono cotti, ma ancora croccanti.

- Aggiungi i gamberi e i noodle, fai bollire, quindi abbassa il fuoco e servi nelle ciotole.

Tabulè di grano saraceno alla fragola

Potrebbe sembrare una combinazione improbabile, ma funziona benissimo ed è il piatto perfetto per chi ama le fragole.

Ingredienti:

- 50 grammi di grano saraceno

- 80 grammi di avocado

- 20 grammi di cipolla rossa

- 1 cucchiaio di capperi

- 100 grammi di sedano sbucciato

- Succo di 1/2 limone

- 1 cucchiaio di curcuma in polvere

- Mezzo pomodoro

- ¼ tazza di datteri snocciolati

- 30 grammi di prezzemolo

- 1 cucchiaio di olio d'oliva

- 30 grammi di rucola

Procedimento:

- Cuoci il grano saraceno con la curcuma, quindi scolali e tienili da parte per farli raffreddare.

- Trita gli altri ingredienti e mescolali insieme al grano saraceno una volta che si è raffreddato.

- Taglia le fragole e mescolale con la tua insalata, quindi aggiungi l'olio e il succo di limone.

- Per finire, servi il tutto su un letto di rucola.

Scaloppina di tacchino con cuscus e capperi

Questa è una ricetta divertente che può diventare una cena stimolante, poiché include molti dei più popolari cibi Sirt. Qui di seguito come cucinarla.

Ingredienti:

- 150 grammi di cavolfiore tritato

- 40 grammi di cipolla rossa tritata

- 1 peperoncino Thai tritato

- 1 spicchio d'aglio tritato

- 1 cucchiaino di zenzero tritato

- 2 cucchiaini di curcuma in polvere

- 10 grammi di prezzemolo

- 1 cucchiaino di salvia secca

- 2 cucchiai di olio d'oliva

- ½ pomodoro essiccato, tritato

- Scaloppina di tacchino da 150 grammi

- Succo di mezzo limone

- Un cucchiaio di capperi

Procedimento:

- Metti il cavolfiore nel robot da cucina, frullandolo a mano a mano finché non sembra cous cous, e mettilo da parte.

- Friggi le spezie e le verdure e fino a renderle morbide, cuocile per circa un minuto.

- Metti i pomodori secchi e il prezzemolo nel mix di verdure.

- Ricopri la scaloppina con un po' di olio e salvia e friggila per circa 6 minuti, quindi al termine aggiungi il prezzemolo, il succo e i capperi per fare una salsina.

- Aggiungi la salsa di scaloppine sul mix di verdure.

Muesli Sirt al cioccolato

Se stai cercando un piccolo spuntino succulento, allora questo è quello giusto. Ha poche calorie ed è un ottimo modo per sentirsi sazi e felici. Puoi mangiare del cioccolato a colazione insieme a questo. Puoi sostituire lo sciroppo di malto con lo sciroppo d'acero se ti piace di più.

Ingredienti:

- 200 grammi di avena

- 2 cucchiai di olio d'oliva

- 1 cucchiaio di zucchero di canna

- 60 grammi di gocce di cioccolato fondente di qualità

- 50 grammi di noci pecan tritate

- 20 grammi di burro

- 1 cucchiaio di sciroppo d'acero o malto di riso

Procedimento:

- Preriscalda il forno a circa 150°C e fodera una teglia con della carta forno.

- Mescola insieme le noci pecan e l'olio, quindi scalda l'olio, il burro, lo sciroppo e lo zucchero di canna fino a quando non si sciolgono, non facendoli arrivare ad ebollizione.

- Metti lo sciroppo sopra l'avena e mischia tutto insieme.

- Mettili sulla teglia e lascia lo spazio necessario per lasciare espandere il composto.

- Cuocilo in forno per circa 20 minuti o fino a quando non

è tinto di un marrone dorato sui bordi.

- Lascia raffreddare, quindi rompi in pezzi e poi mettilo in

un barattolo. Si conserva per un massimo di due

settimane.

Pizza Sirt

Chi non ama la pizza? Il problema con la pizza è che è piena di carboidrati non necessari e non è adatta per la dieta Sirt. E se potessi crearne una tua, una pizza da gustare e che rispetti la dieta? Ti diremo come farlo qui di seguito.

Ingredienti:

Per la base:

- Una confezione di lievito secco

- 2 tazze di acqua tiepida

- 200 grammi di farina per pasta, e giusto qualche grammo in più da stendere per impastare

- 200 grammi di farina di grano saraceno

- 1 cucchiaio di olio d'oliva e un po' di olio per ungere

Per la salsa:

- ½ cipolla rossa tritata

- 1 cucchiaino di olio d'oliva

- 2 cucchiai di vino bianco

- Un pizzico di zucchero di canna

- 1 spicchio d'aglio tritato

- 1 cucchiaino di origano essiccato

- 1 lattina di pomodori tritati

- 5 grammi di foglie di basilico

- Per condimenti, rucola, melanzane e cipolla rossa, o anche pezzi di peperoncino, formaggio di capra, pollo e chorizo o cipolla rossa

Procedimento:

- Sciogli il lievito in acqua, quindi copri e lascialo riposare per 15 minuti.

- Mescolare le farine e, da lì, setaccia le farine in una terrina, quindi aggiungi la miscela di lievito alla farina e all'olio, creando un impasto.

- Impasta tutto insieme, quindi prendi una ciotola unta e lascialo riposare qui dentro per un'ora.

- Prepara la salsa friggendo la cipolla e l'aglio, quindi aggiungi le spezie e il vino, fai arrivare ad ebollizione prima di ridurre di nuovo la fiamma.

- Aggiungi lo zucchero e i pomodori, quindi cuoci per 30 minuti fino a quando non si sarà addensato.

- Impastare ancora una volta l'impasto, quindi metterlo su una teglia per pizza.

- Versaci sopra la salsa di pomodoro e, naturalmente, aggiungi i condimenti che desideri. Se hai intenzione di usare rucola o scaglie di peperoncino, mettili dopo la cottura.

- Lasciare cuocere per circa 12 minuti o giù di lì, fino a quando tutto sarà ben cotto, quindi taglia e servi!

Lenticchie Sirt

Questa è un'ottima opzione per i vegetariani che amano le lenticchie. È abbastanza semplice da preparare, ma contiene molti ingredienti.

Ingredienti:

- 8 pomodori ciliegini divisi in due

- 40 grammi di cipolla rossa affettata

- 40 grammi di carote sbucciate e affettate

- 1 cucchiaino di timo secco

- 2 tazze di brodo vegetale

- 1 cucchiaio di prezzemolo tritato

- 2 cucchiaini di olio d'oliva

- 1 spicchio d'aglio tritato

- 40 grammi di sedano affettato

- 1 cucchiaino di paprika

- 75 grammi di lenticchie

- 50 grammi di cavolo tritato

- 20 grammi di rucola

Procedimento:

- Riscalda il forno a 140°C, arrostisci i pomodori in forno per circa 45 minuti al massimo.

- Nel mentre, scalda una casseruola e aggiungi l'olio d'oliva, la cipolla, il sedano, le carote, l'aglio e friggi il tutto fino a renderlo morbido. Quindi aggiungi la paprika e cuoci per un altro minuto circa.

- Risciacqua le lenticchie quindi aggiungile e lascia cuocere a fuoco lento per circa 20 minuti, mescolando di tanto in tanto e aggiungendo acqua.

- Una volta cotta, aggiungi il cavolo e da lì cuoci per altri dieci minuti.

- Una volta cotto anche questo, aggiungi il prezzemolo e i pomodori e servi con la rucola e il resto dell'olio.

Shakshuka Sirt

Questo è un buon modo per fare colazione, è una delle migliori opzioni da testare.

Ingredienti:

- 1 cucchiaino di olio d'oliva

- 1 spicchio d'aglio tritato

- 1 peperoncino, tritato

- 1 cucchiaino di curcuma in polvere

- 30 grammi di cavolo tritato

- 40 grammi di cipolla rossa tritata

- 30 grammi di sedano tritato

- 1 cucchiaino di cumino

- 1 cucchiaino di paprika

- 2 uova

- 30 grammi di cavolo tritato, senza gambo

- 1 cucchiaio di prezzemolo tritato

Procedimento:

- Riscalda una padella a fuoco medio-basso, quindi cuoci per un paio di minuti.

- Aggiungi i pomodori e fai bollire per 20 minuti circa.

- Aggiungi il cavolo e cuoci per altri 5 minuti, aggiungi acqua se la salsa è troppo densa.

- Aggiungi l'uovo inserendolo in due spazi ricavati nel cavolo già in cottura, lascialo cuocere per circa 10-12 minuti, quindi servilo direttamente nella padella stessa.

Pesce ed erbe alla curcuma con salsa di mango

Questa è una buona ricetta se sei un fan del pesce e se vuoi mangiare qualcosa di leggermente diverso dalle ricette tradizionali a cui potresti essere abituato.

Ingredienti:

Per il pesce:

- 1 chilo di merluzzo, tagliato a pezzetti larghi circa due pollici

- Un pizzico di sale marino

- Un cucchiaio di polvere di curcuma

- 1 cucchiaio di sherry

- 2 cucchiai di olio d'oliva

- 2 cucchiai di olio di cocco per friggere il pesce

- 1 cucchiaino di sale marino

- 2 cucchiaini di zenzero tritato

Per l'olio di aneto

- 2 tazze di scalogno, affettati

- Un pizzico di sale marino

- 2 tazze di aneto fresco

Per la salsa:

- Succo di mezzo lime

- Un mango di medie dimensioni, maturo

- 2 cucchiai di aceto di riso

- 1 cucchiaino di peperoncino rosso da mescolare prima di

  servire

- 1 spicchio d'aglio

Topping:

- Coriandolo per guarnire

- Un po' di succo di lime

- Qualche nocciola

Procedimento:

- Marinare il pesce con gli ingredienti per almeno un'ora o

  per tutta la notte per ottenere il risultato migliore.

- Metti tutti gli ingredienti per la salsa in un robot da cucina e mescola fino a quando non assume una buona consistenza.

- Per il pesce, riscalda l'olio di cocco, quindi aggiungi il pesce marinato.

- Quando senti uno sfrigolio, allora quello è il momento di ridurre la fiamma. Continua a cuocere il pesce fino a quando non è marrone dorato, quindi per circa cinque minuti.

- Aggiungi altro olio di cocco e sale marino se necessario.

- Girare con cura il pesce per cuocerlo su entrambi i lati e, una volta fatto, mettere su un piatto. Lasciare l'olio per lo scalogno e l'olio di aneto.

- Usa il resto dell'olio con quello gli ingredienti per gli scalogni e l'aneto, quindi scalda e mischia il tutto.

- Condire con un po' di salsa, quindi aggiungere il pesce, quindi la salsa di mango e guarnire con il resto dei condimenti.

Bocconcini di brownie crudi

E qui finiamo con una bella ricetta per un dolce tutto da gustare. Sono piccoli, ma sono veramente un ottimo spuntino.

Ingredienti:

- 3 tazze di noci, intere

- 3 tazze di datteri medjoul

- 1 cucchiaino di estratto di vaniglia

- ¼ di tazza di mandorle

- 1 tazza di cacao in polvere

- ¼ di cucchiaino di sale marino

Procedimento:

- Prendi tutto e mettilo in un robot da cucina, mescolando fino a quando non sarà ben compatto.

- Prendi il composto e poi arrotolalo formando delle palline.

- Mettile su una teglia e poi lasciale in freezer per mezz'ora o in frigorifero per circa due ore.

Queste sono alcune buone ricette per iniziare, che, in combinazione con i centrifugati presenti in questa dieta, ti aiuteranno a soddisfare le tue necessità. Anche se potresti avere l'impressione di non poter preparare così tante ricette con questi ingredienti, ce ne sono in realtà molte altre, qui ne abbiamo elencate solo alcune per aiutarti a iniziare.

Conclusioni

Gli alimenti Sirt e la dieta Sirt sono perfetti, poiché possono guidarti verso un'alimentazione sana e un maggiore benessere. Anche se non sempre è una dieta sostenibile per chiunque, ciò non significa che questi alimenti non siano buoni. Sono perfetti per cambiare stile di vita e sicuramente ne valgono la pena.

Ora che ne sei consapevole, il passaggio successivo è semplice. Vale a dire, considerare i pro e i contro di questa dieta e aiutarti ad ottenere il massimo da questa. Puoi seguire una dieta Sirt completa o puoi incorporare questi alimenti nelle tue abitudini alimentari già consolidate.

Anche solo l'inclusione di alcuni di questi "super cibi" ti cambierà la vita. Non tutti sono pronti a fare questo cambiamento, ma anche solo sostituire alcuni cibi zuccherati con opzioni più salutari può essere già una svolta, e questo è un grande vantaggio che offre proprio la dieta Sirt.

Se hai preso in considerazione di seguire questa dieta, allora ti consigliamo di continuare a fare ricerche. Adele l'ha usata per perdere peso ed è una dieta popolare molto alla moda. Anche se la sua fama potrebbe non durare a lungo, i cibi che vi sono inclusi sono davvero ottimi per la salute e il benessere generale, e questo è proprio il motivo principale per cui molti hanno deciso di integrare questa dieta sempre di più nelle loro vite.